63

Td 22.

DES

FIÈVRES ÉRUPTIVES

SANS ÉRUPTION

ET PARTICULIÈREMENT

DE LA SCARLATINE SANS EXANTHÈME

PAR

CH.-A. BUTTURA

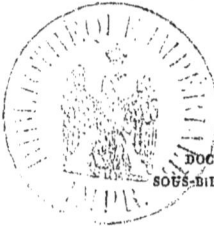

DOCTEUR EN MÉDECINE DE LA FACULTÉ DE PARIS,
SOUS-BIBLIOTHÉCAIRE DE L'ÉCOLE IMPÉRIALE DE MÉDECINE
ET DE PHARMACIE MILITAIRES.

PARIS

J.-B. BAILLIÈRE et FILS,

LIBRAIRES DE L'ACADÉMIE IMPÉRIALE DE MÉDECINE,

RUE HAUTEFEUILLE, 19.

LONDRES | NEW-YORK
H. BAILLIÈRE, 219, REGENT STREET. | H. BAILLIÈRE, 290, BROADWAY.

MADRID, C. BAILLY-BAILLIÈRE, CALLE DEL PRINCIPE, 11.

1857

Paris. — Imprimerie de L. MARTINET, rue Mignon, 2.

A M. ALQUIÉ

MÉDECIN CONSULTANT DE L'EMPEREUR,
MÉDECIN-INSPECTEUR DES EAUX MINÉRALES DE VICHY,
COMMANDEUR DE L'ORDRE IMPÉRIAL DE LA LÉGION D'HONNEUR
ET DE L'ORDRE DE SAINT-GRÉGOIRE LE GRAND,
ANCIEN MEMBRE DU CONSEIL DE SANTÉ DES ARMÉES,
ANCIEN DIRECTEUR DE L'ÉCOLE IMPÉRIALE DE MÉDECINE
ET DE PHARMACIE MILITAIRES, ETC.

Comme un faible témoignage de ma reconnaissance et de mon affection.

Ch.-A. BUTTURA.

DES

FIÈVRES ÉRUPTIVES SANS ÉRUPTION

ET PARTICULIÈREMENT

DE LA SCARLATINE SANS EXANTHÈME.

I.

Depuis quelques années, il a été publié des travaux très remarquables sur les fièvres éruptives : je citerai particulièrement les ouvrages ou mémoires de MM. Rayer, Bousquet, Guersant et Blache, Michel Lévy, Rilliet et Barthez, Noirot, Monneret et Fleury, Henri Roger, Bouchut, Willemin, Chauffard, etc. On trouve en outre dans les *Mémoires de l'Académie impériale de médecine* les Rapports annuels sur les épidémies par Villeneuve, de si regrettable mémoire, aussi modeste que savant, par E. Gaultier de Claubry, par MM. Michel Lévy, Barth, Bricheteau et Piorry, rapports pleins de faits intéressants et de considérations pratiques ; mais je n'ai trouvé dans aucun recueil une étude sur les fièvres éruptives sans éruption.

. Il est généralement admis maintenant que les fièvres éruptives sont produites par un poison morbide, particulier à chacune d'elles ; que cet agent vénéneux est transmissible de l'individu malade au sujet sain, soit par suite d'un contact, soit par contagion miasmatique.

1

L'introduction du poison n'amène pas immédiatement des troubles fonctionnels ; il y a une période d'incubation, variable suivant la nature de la fièvre éruptive, puis l'économie réagit contre la cause morbide, des symptômes généraux surviennent, la fièvre se déclare, et ce n'est qu'un certain temps après cette fièvre que l'éruption se montre. Presque toujours alors la fièvre devient moins intense.

Ce poison introduit dans l'économie peut-il ne pas amener nécessairement l'éruption cutanée ? peut-il amener la mort avant de déceler sa nature par ladite éruption ? peut-il enfin borner son action aux symptômes généraux, aux désordres fonctionnels, à certaines lésions internes, et la guérison peut-elle avoir lieu sans que la moindre éruption se fasse ? En d'autres termes : y a-t-il des fièvres éruptives sans éruption ? des cas de fièvre varioleuse sans variole ? de fièvre rubéoleuse sans rougeole ? de fièvre scarlatine sans scarlatine ?

Pour les médecins du siècle dernier cela ne faisait pas doute, pour beaucoup de médecins de notre époque cela est loin d'être prouvé ; *à priori* cependant cela paraît probable : on sait qu'il y a altération du sang dans la variole, dans la rougeole et dans la scarlatine ; on sait qu'une éruption a lieu vers les muqueuses dans ces trois fièvres éruptives avant ou en même temps que vers la peau ; on sait que cet énanthème est parfois très intense tandis que l'exanthème est à peine sensible ; on sait que souvent, dans ce cas, les symptômes généraux sont très prononcés ; on sait enfin que les complications si fréquentes vers les intestins, les poumons ou le cerveau ont un caractère bien particulier, et paraissent évidemment produites par une cause spécifique. On comprend donc facilement que l'*éruption* peut être exclusivement interne.

La philosophie de la renaissance nous apprend à ne pas croire ce qui n'est que probable. Léonard de Vinci, aussi grand philosophe que grand artiste, le premier, Galilée ensuite, Bacon enfin, nous ont dit d'observer, d'en appeler à l'expérience, de ne pas croire à la parole du maître. C'est ce que disait bien avant et si excellemment Aristote : « L'analyse est la clef de toutes les sciences. Par elle le tout est décomposé en ses éléments. Examinons l'ordre de la nature dans la composition des êtres ; nous suivrons sa marche : c'est la plus belle des méthodes. »

Le doute est l'aiguillon du travail ; il faut non des probabilités, mais des faits à notre époque, pour faire admettre une chose comme vraie, et l'on a bien raison de réputer presque comme faux tout ce qui n'est que vraisemblable, selon l'excellent avis de Descartes. Je suis loin de m'élever contre cette heureuse tendance scientifique de notre époque, elle nous a valu les beaux travaux de la médecine moderne. C'est donc aux faits, aux observations bien recueillies qu'il faut en appeler.

Ludwig, Azzoguidi, P. Frank, Borsieri, etc., admettent la fièvre varioleuse sans éruption.

De Haen, Borsieri, Bang, Vogel, Gregory, Guersant, Requin, MM. Chomel, Alquié, Michel Lévy, Barrièr, etc., ont vu des individus qui présentaient tous les symptômes de la rougeole et chez lesquels l'éruption ne s'est pas montrée, la contagion paraissant d'ailleurs bien certaine. J. Frank, tout en disant ne pas avoir observé, non plus que son père, la rougeole sans éruption, dit qu'il est loin de sa pensée de vouloir la nier.

N'ayant pas observé par moi-même des cas de variole ou de rougeole sans éruption, je m'en tiendrai pour le moment à l'étude de la scarlatine sans exanthème. Je rapporterai les faits qui me sont propres, ceux que je dois à l'extrême bonté de deux hommes dont on ne peut pas récuser la haute compétence, MM. Alquié et Michel Lévy. Je ferai connaître les motifs des auteurs qui nient ou qui doutent de l'existence de cette forme particulière de la scarlatine, et rapporterai les faits insérés dans les divers recueils de médecine.

II.

Il y a quelques années, un négociant de province vint passer quelques jours à Paris avec sa fille, charmante enfant de douze ans ; des malaises survinrent chez cette jeune fille, une fièvre intense se déclara, des vomissements fréquents arrivèrent, une angine assez forte existait, ainsi qu'une céphalalgie atroce. Le médecin appelé crut reconnaître une méningite et prescrivit la glace sur la tête, le calomel à doses fractionnées et des révulsifs aux extrémités inférieures. Des convulsions ne tardèrent pas à survenir. Je vis l'enfant, la gorge était couverte de membranes blanchâtres, le médecin qui avait dirigé le traitement crut à l'angine diphthéritique et prescrivit un vomitif. Pendant les effets quelques taches scarlatineuses se montrèrent sur le col et la poitrine. L'enfant succomba dans la nuit.

Ce fait me frappa beaucoup et m'émut profondément ;

le médecin appelé n'avait pas reconnu la nature de la
maladie, je ne l'avais pas reconnue moi-même. La maladie soupçonnée aurait-on pu prévenir une terminaison
fatale? Le fait suivant me le fait penser ; je le commu-
niquai dans le temps à mon ami le docteur Marchal (de
Calvi), qui le rapporta dans l'*Union médicale* de 1855 ; je
le transcris, tel qu'il l'a publié (1) :

« On peut dégager l'organe envahi en opérant une
» révulsion ou appel sur le tégument, vers lequel l'affi-
» nité morbide dirige le poison morbide, comme l'a fait
» mon ami le docteur Antonin Buttura dans un cas re-
» marquable. Un enfant avait des convulsions ; il régnait
» une épidémie de variole ; c'était à la campagne, dans
» une habitation pauvre, éloignée de toute ressource.
» M. Buttura fit battre l'enfant avec des orties; le cer-
» veau se dégagea et une belle variole parut. Le méde-
» cin de la localité croyait à une fièvre cérébrale. »

Le souvenir de ma pauvre petite malade sauva, je
crois, cette autre jeune fille, car elle était excessivement
mal lorsque je fis frapper les membres inférieurs avec
des orties ; c'était le samedi soir. Le dimanche matin,
l'enfant était sensiblement mieux et la variole suivit son
cours.

Bien que ce fait ne regarde pas la scarlatine, je crois
devoir le rapporter ici ; mais je me hâte de revenir au
sujet particulier que je traite :

Un jeune homme, commis dans une maison de nou-
veautés, se trouvant malade, se fit conduire chez son
oncle M. B..., négociant à Bercy, ancien élève très
distingué des hôpitaux qui, par des raisons de famille, a

(1) *Mémoire sur la nature et le traitement de l'angine couenneuse*,
Paris, 1855, in-8, p. 31.

abandonné la médecine. Je vis le jeune homme le jour même, 10 juin 1856. Il y avait une scarlatine angineuse fort bien reconnue par M. B... L'éruption cutanée fut fort intense, l'angine très forte, les ganglions sous-maxillaires étaient engorgés, les fausses membranes nombreuses et s'étendant dans le nez, il y avait de la surdité. Pendant tout le cours de la maladie, l'odeur venant de la gorge était insupportable ; plusieurs fois en examinant la gorge, je fus sur le point de me trouver mal, et la mère du jeune homme, venue de la campagne pour le soigner, était très souvent forcée de quitter la chambre pour aller respirer et se remettre. Tout se passa normalement.

M. B... est père de deux enfants, une petite fille de 5 ans, un garçon de 9 ans. Ce dernier a eu à l'âge de 7 ans une attaque de croup très intense. Des vomitifs répétés et des cautérisations fréquentes avec une solution concentrée de nitrate d'argent en triomphèrent. Je fus d'ailleurs parfaitement secondé par M. B... qui exécutait parfaitement les cautérisations. Si je rapporte ce fait, ce n'est pas sans raison, comme on va s'en convaincre.

J'avais, dès mon arrivée le 10, conseillé à M. B... soit de faire conduire son neveu dans une maison de santé, soit de mettre ses enfants dans une autre maison. Ce dernier parti fut pris, mais dès le 14 juin la petite fille se plaignit de mal de gorge ; je la vis le 15 au matin, les symptômes généraux étaient peu intenses, les ganglions sous-maxillaires n'étaient pas engorgés ; mais la gorge était couverte de l'enduit caractéristique, et je diagnostiquai la scarlatine en promettant à la mère, qui craignait le croup, une éruption prochaine. Il n'en fut rien, l'angine augmenta, les fosses nasales se prirent de manière que la pauvre enfant respirait avec peine et parlait tellement du nez, qu'on avait peine à la comprendre. Comme je m'en tenais, comme pour le neveu, à une médication peu active, la mère avait de vives craintes : elle pensait au croup, et je cherchais toujours vainement l'éruption pour la rassurer ; aucune éruption ne se montra. Odeur de la gorge assez forte.

Cinq jours après, le 20 juin, ce fut le tour du jeune garçon ; les symptômes généraux furent moins intenses, l'angine caractéristique se montra mais fut moins forte ; je cherchai vainement l'éruption, elle manqua complétement comme chez la petite fille. Odeur de la gorge peu prononcée.

La convalescence fut prompte, la saison d'ailleurs était favorable, aucun accident ne survint, la desquamation ne fut sensible que chez le premier malade. Au commencement de juillet, nos trois malades étaient au mieux ; je dois noter seulement que la petite fille resta *enchifrenée* et parla du nez plus d'un mois encore.

M. Alquié, médecin consultant de l'Empereur, lorsqu'il était professeur et médecin en chef au Val-de-Grâce, a observé plusieurs fois l'angine scarlatineuse sans aucune éruption vers la peau ; tous les symptômes d'ailleurs étant les mêmes que chez les malades présentant dans les mêmes salles la scarlatine avec éruption. A plusieurs reprises, M. le professeur Alquié a appelé l'attention de ses élèves sur cette forme particulière de la scarlatine ; la contagion était d'ailleurs bien évidente, l'angine scarlatineuse se développant chez les malades voisins, qui étaient en traitement pour toute autre affection.

M. Michel Lévy, directeur de l'École impériale de médecine militaire, a observé le fait suivant lorsqu'il était médecin en chef du Val-de-Grâce.

A une époque où la scarlatine régnait au Val-de-Grâce sous forme de petite épidémie, mademoiselle X.., alors âgée de sept ans et logée avec ses parents dans une dépendance de cet établissement, fut atteinte d'une scarlatine grave qui mit ses jours en danger. La teinte violacée de l'exanthème, une angine pelliculaire avec une dysphagie extrême, un délire ataxique, tels étaient les traits saillants de cette maladie, pendant laquelle mademoiselle X... fut soignée jour et nuit par ses parents. Au bout de 8 à 10 jours après l'invasion de la maladie chez cette enfant, madame X..., sa mère, fut prise presque subitement d'un mouvement fébrile assez intense, de céphalalgie, de vomissements; déjà M. Blache, appelé en consultation dès le début de la maladie chez l'enfant, entrevoyait la transmission contagieuse à la mère; cependant, aux symptômes précités il ne s'ajouta qu'une angine, mais de même aspect et pelliculaire comme chez l'enfant. Cette angine s'accompagna de gonflement sous-maxillaire et nécessita l'application de divers topiques astringents.

La maladie a duré environ dix jours, et une fois dissipée, a laissé de la lassitude et un état de faiblesse générale.

Je ne crois pas qu'il puisse y avoir le moindre doute sur la nature de l'angine observée chez ces malades; mais je vois que beaucoup de médecins, non-seulement français mais étrangers, ne veulent pas admettre l'angine scarlatineuse, l'éruption cutanée ne devant jamais manquer. Opinion malheureuse et qui peut avoir les plus graves résultats, comme le prouve le rapport sur les épidémies de 1841 à 1846 (1).

« L'épidémie de scarlatine angineuse dont nous avons à entretenir maintenant l'Académie, a démontré plus fortement encore les inconvénients d'un traitement intempestif.

» Sur une population totale de 290 habitants, Châtillon a eu 77 malades, dont 38 du sexe masculin et 39 du sexe féminin, et il en est mort 22, dont 4 ont succombé à l'anasarque consécutive. Il y a eu aussi complication fréquente d'angine diphthéritique ; tous ces cas ont été graves, et plusieurs ont été mortels.

» 22 morts pour le chiffre de la mortalité ou plus du quart du chiffre total des malades, présentent sans doute une proportion fort élevée ; mais beaucoup de malades n'ont pas appelé de médecin. Chez d'autres, ce qui était peut-être encore pire que l'absence de tout traitement, des officiers de santé ignorants, croyant n'avoir affaire qu'à une angine purement inflammatoire, ont mis en usage un traitement antiphlogistique énergique. Sur 40 malades placés dans ces conditions, il y avait déjà eu 20 décès quand M. Lejeune, envoyé sur les lieux, institua promptement un traitement local approprié. Ainsi du 10 janvier au 1er mars, sur 37 malades qui furent traités, il n'y eut plus que 2 morts (2) ! »

Je pourrais faire de nombreuses citations semblables, je crois celle-ci suffisante pour bien faire sentir l'importance du sujet que je traite.

(1) *Mémoires de l'Académie de médecine*, t. XIV, p. 164.

(2) Rapport par E. Gaultier de Claubry, sur un *Mémoire* de M. Lejeune, médecin des épidémies pour l'arrondissement de Laon (Aisne).

III.

Comme nous l'avons dit, quelques auteurs doutent de l'existence de la scarlatine sans exanthème. Janin de Saint-Just (1), qui regarde la scarlatine comme une phlegmasie cutanée, ne veut pas admettre la scarlatine sans exanthème et regarde les observations rapportées comme des erreurs de diagnostic.

Dans le *Dictionnaire abrégé des sciences médicales*, l'angine est considérée comme une complication ; c'est une maladie arrivant dans une maladie, il y a deux phlegmasies ou phlegmasie de deux organes. Aussi l'auteur anonyme de cet article ajoute-t-il : « C'est une idée baroque d'appeler *scarlatine*, une angine qui survient dans une épidémie de scarlatine (2). »

Chose singulière, l'auteur, après avoir rapporté un passage important de Pinel quant à la contagion, ajoute : « Nous avons vu tout récemment la grand'mère d'une petite fille affectée de scarlatine, éprouver une violente angine peu après lui avoir donné des soins assidus. Mais nous n'osons assurer qu'il y ait eu contagion dans ce cas. »

M. Grisolle (3) n'est pas convaincu de l'existence de la scarlatine sans exanthème : il croit que *l'éruption partielle et éphémère* est inaperçue et par les malades et par les médecins. Les faits rapportés par Dance, par MM. Trousseau et Taupin ne sauraient dissiper tous les doutes.

(1) *Dictionn. des sciences médicales*, art. SCARLATINE.
. (2) *Dictionn. abrégé des sciences médicales*, t. XIV, p. 244.
(3) *Traité de pathologie*, 3ᵉ édit., t. I, p. 123.

« Ce qu'on a appelé improprement *scarlatine sans éruption*, dit Baumès (1), n'a été vu que dans quelques épidémies, où après les symptômes précurseurs, après tout l'appareil symptomatologique semblant annoncer l'influence sur le corps de certains individus de la cause de la scarlatine, il n'y avait presque pas d'éruption à la peau, ou seulement de la démangeaison et une desquamation très légère. »

M. Henri Roger, médecin des hôpitaux (2), dont on connaît les travaux importants sur les maladies des enfants particulièrement, ne croit pas aux exanthèmes sans exanthème. Bien que la chose lui semble *à priori* fort possible, il ne la considère nullement comme démontrée. Les faits rapportés par Dance, par MM. Trousseau et Taupin ne lui paraissent pas devoir entraîner la conviction ; il suspend donc son jugement, « en réputant » (avec Descartes) presque comme faux tout ce qui n'est » que vraisemblable. »

« Quant à la scarlatine sans exanthème, dit M. Bouillaud, son existence ne me paraît pas plus clairement démontrée que celle de la rougeole de même espèce, et l'on peut d'ailleurs appliquer à la scarlatine ce que nous avons dit de la rougeole, relativement à certaines circonstances qui peuvent exercer une influence plus ou moins marquée sur le développement de l'éruption cutanée. »

Et M. Bouillaud ajoute en note :

« Je prie le lecteur de bien faire attention que je ne

_____

(1) P. Baumès, *Nouvelle dermatologie*, Paris et Lyon, 1842, t. I, p. 250.

(2) *Des éruptions cutanées dans les fièvres* (thèse de concours, 1847, p. 42).

nie pas *absolument* l'existence de la *scarlatine sans éruption*, mais je me borne à déclarer que cette existence ne me paraît pas démontrée par des faits assez exactement observés. Après avoir avancé que Huxham, Rumser, Stoll et Dance ont *constaté* l'existence des *fièvres scarlatines sans éruption*, M. Rayer ajoute qu'*il ne les a point observées*. Je ne les ai point observées non plus. Je suis bien loin, d'ailleurs, de conclure, des faits qui me sont propres, que leur existence est impossible, car ces faits ne sont pas assez nombreux et n'ont pas été recueillis, d'ailleurs, pendant le cours de grandes épidémies de scarlatine. Encore une fois je m'en tiens strictement à cette assertion, savoir que, dans l'état présent de la science, les faits sur lesquels on se fonde pour admettre la scarlatine sans éruption *aucune*, ne me semblent pas suffisamment circonstanciés (1). »

IV.

Voyons maintenant les raisons de ceux qui admettent la scarlatine sans exanthème, en commençant par J. Frank.

« Plusieurs fois la scarlatine s'est offerte à nous, dit J. Frank, ainsi qu'à d'autres (2), avec la fièvre et une affection de la gorge, sans aucun exanthème. La présence d'une telle fièvre scarlatine s'appuie sur ce que

---

(1) *Traité de nosographie médicale*, Paris, 1846, t. II, p. 148 et 149.

(2) Hagstroem, Johnston, de Meza, Sims, Withering, Vogel, Clark, Loisy, Scheffer (dans Armstrong), Cappel, Struve, Rauch (Saint-Pétersbourg, 1825), J.-P. Frank.

le malade qui n'a jamais été pris de scarlatine, au moment où cette maladie règne, tombe dans une fièvre avec affection de la gorge, présentant les caractères d'une angine scarlatineuse ; il a la peau très brûlante. Et la maladie se termine après avoir duré autant que la scarlatine, principalement par desquamation de l'épiderme. Cependant les exemples de fièvre scarlatineuse sans scarlatine seraient plus rares si l'on examinait avec soin la peau dans tous les cas, et si l'on tenait plus compte de la rougeur partielle. »

Beaucoup d'épidémies décrites sous le nom d'angine par les observateurs étaient très certainement des épidémies de scarlatine, car ils notent presque toujours dans un certain nombre de cas l'éruption comme complication : le garrotello, le mal de gorge gangréneux de Naples, sont dans ce cas ; ainsi Kortum (*Hufelands journal*, t. VII, st. 8 ; Noirot, p. 145) a observé une épidémie dans la première période de laquelle l'exanthème se montrait à peine chez un tiers des scarlatineux. Dans le même journal se trouve (4ᵉ cahier, 1842) le travail de Joel de Berlin, sur la scarlatine sans exanthème. On peut consulter la dissertation d'Autenrieth sur le même sujet. M. Noirot (1) cite lesdits travaux comme démontrant l'existence de la variété de scarlatine qui nous occupe.

Pour Cullen (2), la maladie est pour ainsi dire l'angine, elle est ou non accompagnée de l'éruption à la peau.

« Dans le temps où la fièvre scarlatine se répand

(1) *Histoire de la scarlatine*, Paris, 1847, in-8, p. 146.
(2) *Traité de médecine*, t. II, p. 41, édit. A.-J. de Lens.

parmi les jeunes sujets, souvent l'angine seule se mani-
feste parmi les adultes, » dit Stoll dans son cinq cent
quatre-vingt-neuvième aphorisme.

Eichel s'exprime à peu près de même (*Acta societat.
reg. hafniens.*, st. 11, p. 32, et Noirot, *Hist. de la
scarl.*, 144).

Hamilton rapporte avoir souvent constaté une angine
scarlatineuse avec ulcération des amygdales, sans exanthème (1).

On sait que la scarlatine sans éruption a été observée
par Fothergill. Huxham, dans sa dissertation sur le mal
de gorge avec ulcère malin (2), dit : « Le plus commu-
nément, avant l'angine, venaient des exanthèmes ;
mais plusieurs fois nous vîmes les éruptions cutanées
succéder au mal de gorge, et elles étaient quelquefois
considérables, quoiqu'il eût été médiocre, ou qu'il n'y
eût pas même de douleur, lorsqu'au contraire après
le mal de gorge le plus cruel il n'y avait aucune éruption, quoiqu'il y eût encore *dans ces cas* grande démangeaison, *et que la peau s'enlevât ensuite par
écailles.* »

Bateman fait de la scarlatine sans exanthème la quatrième variété de cette maladie.

Alibert l'admet comme le prouve le passage suivant (3) :

« Mon savant ami, feu M. Chevassieu d'Audebert, a
très bien démontré que des circonstances particulières
impriment aux maladies éruptives des déterminaisons

_____

(1) *Edinb. med. and surg. journal*, janvier 1833, et Noirot, p. 144.

(2) *Nouvel essai sur les différentes espèces de fièvres*, Paris, 1784,
p. 432.

(3) *Monographie des dermatoses*, Paris, 1832, p. 346, in-4.

et une marche critique diverses, et que les exanthèmes sont particulièrement sujets à ces transformations. Les saisons, les âges, l'idiosyncrasie des sujets, détournent et dénaturent l'éruption, sans qu'on puisse dire pour cela que la forme essentielle de l'affection ait changé. Ce praticien donnait des soins à trois jeunes personnes malades, dans le même appartement, d'une fièvre scarlatine régulière et bénigne. La quatrième personne de la maison, qui prenait soin des trois autres et qui était plus âgée, éprouva la même maladie avec les mêmes caractères. Il n'y eut d'autre différence que l'absence de l'éruption, qui n'eut pas lieu chez elle, et qui fut remplacée par des sueurs : c'était la scarlatine *sine scarlatinis.* »

Voici ce que dit M. Rayer : « *Scarlatina sine exanthemate* : dans l'épidémie de 1766, observée par Fothergill et par Huxham à Édimbourg, quelquefois chez les personnes d'un certain âge, et très rarement chez les enfants, après le mal de gorge le plus violent, il n'y avait aucune éruption, quoiqu'il y eût de la démangeaison à la peau et qu'on y observât ensuite une desquamation plus ou moins considérable. Dans l'épidémie de Buckinghamshire, observée en 1788 par Rumsey, le mal de gorge était un symptôme plus fréquent que l'éruption. Stoll, Aascow, Bauy, Ranoë, et dans ces derniers temps un observateur aussi fidèle qu'éclairé, Dance, ont aussi constaté l'existence de ces fièvres scarlatineuses sans éruption. Je ne les ai point observées ; mais cette circonstance tient peut-être à la difficulté de saisir tous les traits d'une épidémie de scarlatine dans la pratique d'une grande ville comme Paris, et à la rareté de cette maladie dans les hôpitaux de Saint-

Antoine et de la Charité, où l'on n'admet que des adultes (1). »

M. Barrier (2) l'admet : « On sait, dit-il, qu'il existe des fièvres morbilleuses, scarlatineuses, varioleuses sans éruption cutanée. Des faits de ce genre ont été constatés par beaucoup d'auteurs, ont été mis hors de doute par des observations récentes, et nous-même croyons avoir observé, dans l'hiver de 1842, un cas d'angine scarlatineuse sans éruption, chez un père de famille dont les deux enfants étaient atteints depuis plusieurs jours de la scarlatine ordinaire. »

M. Piogey, dans une excellente thèse sur la scarlatine (Paris, 1851), admet la scarlatine sans exanthème; il indique les noms des anciens observateurs et les travaux modernes sur ce sujet.

Il en est de même de M. Rolland dans une thèse fort remarquable sur les symptômes, le diagnostic, les complications et le traitement de la scarlatine (1844, n° 197); et de M. Sempré (1849, n° 18), *Des exanthèmes comparés aux énanthèmes*, p. 9 et 19.

MM. Rilliet et Barthez (3) ne doutent nullement de l'existence de la scarlatine sans exanthème. Les faits publiés depuis quelques *années sont concluants*; ils ont observé eux-mêmes une fois cette forme de la fièvre scarlatine (p. 29 en note) et disent (p. 147) à quelles conditions on peut admettre cette variété.

(1) P. Rayer, *Traité des maladies de la peau*, 1835, t. I, p. 207. — Même article, dans le *Dictionnaire de médecine et de chirurgie pratiques*.

(2) *Traité pratique des maladies de l'enfance*, Lyon, 1845, t. II, p. 230.

(3) *Traité des maladies des enfants*, 2ᵉ édit., Paris, 1854, t. II, p. 132.

Valleix (1) admet la scarlatine sans exanthème, non-seulement d'après les faits rapportés par les auteurs, mais comme l'ayant observée lui-même.

Il en est de même de Requin (2) : « Que parfois l'action du virus scarlatineux produise la maladie moins l'exanthème, c'est ce que la théorie prévoit, c'est ce que, dans la pratique, plusieurs observateurs d'un esprit sévère ont reconnu, en présence de faits bien difficiles à interpréter autrement. Cette vérité longtemps méconnue, et même (le croirait-on ?) qualifiée d'idée baroque dans certains articles de journaux et de dictionnaires, ne rencontre plus guère aujourd'hui de contradicteurs bien sérieux ni bien résolus. »

MM. Monneret et Fleury (3) admettent la scarlatine sans éruption.

Il en est de même de Guersant (4), et de Guersant et Blache (5) : « Nous en avons vu nous-mêmes dans quelques familles composées de plusieurs enfants. »

C'est aussi l'opinion de Fabre (6).

« La scarlatine est dite *irrégulière*, dit M. Bouchut (7), quand les symptômes de l'invasion manquent ou sont fort peu prononcés, quand l'éruption est très pâle ou très foncée, noire, hémorrhagique ; quand il n'existe pas d'angine, ou enfin, ce qui est plus rare, quand l'éruption manque tout à fait. »

(1) *Guide du médecin praticien*, Paris, 1853, t. V, p. 409.
(2) *Pathologie médicale*, 1526, C., t. III, p. 338.
(3) *Compendium de médecine*, art. SCARLATINE.
(4) *Dictionnaire de médecine en 21 volumes*.
(5) *Dictionnaire de médecine en 30 volumes*.
(6) *Dictionnaire des dictionnaires de médecine*, t. VII, p. 157.
(7) *Traité pratique des maladies des nouveau-nés*, 3ᵉ édit., p. 633.

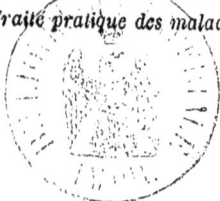

2

Rosen de Rosenstein (1) dit : « Un enfant s'est tiré de cette fièvre sans éruption dans une maison où il y en avait trois de malades : deux eurent une fièvre rouge bien caractérisée, l'un après l'autre; le troisième eut le même mal de gorge, même dégoût, des vomissements, des frissons, des chaleurs ; ensuite il sua très fort pendant un jour, et tout se passa ainsi pour lui. »

« Les caractères distinctifs de la fièvre rouge, dit Vieusseux (2), sont donc l'angine avec la langue aphtheuse, prompte à se dépouiller, et la desquamation de l'épiderme ; ces caractères peuvent exister sans éruption et n'en constituent pas moins la fièvre rouge. Cette observation m'a conduit à penser que les différentes angines malignes, dont les auteurs anglais parlent beaucoup, ne sont vraisemblablement dans le principe que des fièvres scarlatines malignes, dans lesquelles tout l'effort du mal se porte à la gorge. Et en effet, quoiqu'ils ne les nomment pas fièvres scarlatines, ils parlent souvent de l'éruption scarlatine qui les accompagne plus ou moins. »

M. Bretonneau (3), dans ses leçons cliniques de l'hôpital de Tours, a dit : « Souvent dans le cours d'une » épidémie de scarlatine, on voit se développer l'angine » scarlatineuse sans qu'aucune éruption exanthématique » se montre à la surface de la peau. » Il déclarait ce fait

---

(1) *Traité des maladies des enfants*, p. 283.

(2) *Mémoire sur l'anasarque à la suite de la fièvre scarlatine*, par S. Vieusseux, D. M. à Genève. (*J. de médecine* de Sédillot, t. VI, p. 383.)

(3) Trousseau, *Archives*, 1829, t. XXI, p. 554; et Bretonneau, *Aphorismes sur la scarlatine*, s. 14 (*Journal des connaissances médico-chirurgicales*,   I, p. 268).

pour l'avoir observé lui-même, *souvent*, dans les épidémies qui ont ravagé la Touraine.

« En 1824, une épidémie de scarlatine sévit dans le département d'Indre-et-Loire : une femme est prise de vomissements, de diarrhée ; elle a du délire, elle tombe dans le coma. M. Bretonneau arrive ; la femme était morte, après onze heures de maladie. Trois mois ne s'étaient pas écoulés que l'on voyait assez souvent, dans la ville et dans les environs, des gens mourir en peu d'heures, avec des symptômes de fièvre maligne, et en même temps avec une angine qui permettait de reconnaître la scarlatine, lorsque l'éruption ne se manifestait pas. »

« L'éruption peut manquer, c'est un fait que tout le monde admet aujourd'hui. Graves cite l'exemple d'une jeune fille qui, à la suite d'un léger mal de gorge, gagna une anasarque albumineuse. Elle appartenait à une famille où la scarlatine sévissait en ce moment. Moi-même j'ai été, dans plusieurs circonstances, témoin de faits de ce genre (voyez l'épidémie de Villeroy).... Et puis, si dans une famille atteinte de scarlatine on examine avec soin tous les individus, on découvre quelquefois, chez ceux qui n'ont qu'un mal de gorge, une éruption si limitée, si faible, qu'elle aurait parfaitement pu passer inaperçue, et l'on comprend qu'elle puisse manquer entièrement (1). »

En septembre 1829 régnait, dans un village de Seine-et-Oise, une épidémie d'angines dites couenneuses, regardées et traitées comme telles avec succès par les émissions sanguines et les purgatifs. Justement étonné

---

(1) Trousseau, *Leçons orales* (*Union médicale*, 1852, p. 430).

du résultat de cette thérapeutique, M. Trousseau se rendit sur les lieux avec M. le docteur Harel, et après une recherche approfondie, il resta bien évident, bien positif, qu'il s'agissait d'une affection scarlatineuse avec prédominance du côté de la gorge. Ainsi, dans le château de Villeroy, habité par le comte Friant et sa famille, les treize personnes malades présentèrent toutes une angine (simple ou *couenneuse*), et de ces treize malades cinq présentèrent l'angine *spéciale* sans exanthème.

1° Prevost, jardinier, trente-deux ans, après avoir eu sa femme et ses deux enfants atteints de scarlatine, fut pris d'une angine violente, qui dura soixante-douze heures : exsudation blanche sur les amygdales, céphalalgie, malaise, fièvre légère ; ni exanthème cutané, ni desquamation.

2° La fille aînée de Prevost, cinq ans, mal de gorge, fièvre, convalescence difficile ; ni exanthème, ni desquamation ; il reste encore un mois, comme chez les deux autres enfants Prevost, un écoulement par le nez d'un liquide fétide.

3° Le fils F..., sept ans, fièvre violente, un peu de délire, douleur et gonflement de la gorge, concrétions blanches sur les amygdales ; on ne remarque pas d'éruption à la peau ; cependant il y avait sur le visage quelques petits boutons à peine sensibles.

4° Madame F...., après avoir soigné son fils, violente esquinancie ; fièvre, les amygdales se recouvrent de concrétions blanches fort épaisses, mais il n'y a pas d'exanthème cutané ; convalescence difficile ; il reste un mois après encore un peu de surdité.

5° La femme de chambre de madame F...., deux jours après le début de la maladie de sa maîtresse, fièvre

vive, douleurs dans les jambes, angine tellement violente, que la malade ne pouvait parler et qu'elle ne
pouvait boire que par gouttes et avec une extrême difficulté. Les amygdales se recouvrirent d'une exsudation
blanche très abondante ; il n'y a eu ni exanthème cutané,
ni desquamation : l'épiderme des mains devint jaune et
dur, mais il ne se détacha pas.

« Malgré les soins de propreté les plus minutieux,
l'odeur qui s'exhalait du corps des malades était très
fétide; et ce phénomène se présenta chez tous ceux qui
éprouvèrent l'affection épidémique. »

Nul doute, il me semble, ne peut rester après le
travail de M. Trousseau : c'est bien la même affection
qui se traduit avec les mêmes symptômes généraux,
mais qui envahit tantôt la gorge et la peau, tantôt la
gorge seulement ; ce principe morbifique est le même
et produit à la peau la rougeur suivie de desquamation,
sur les muqueuses une exsudation blanchâtre.

M. Trousseau d'ailleurs avait observé déjà l'angine
scarlatineuse sans éruption à la peau, en 1828, à Cour-
Cheverny, lors d'une mission avec MM. Ramon et Le-
blanc : « Trois sœurs, de dix-huit à vingt-quatre ans,
» étaient atteintes d'une angine *couenneuse* qui avait
» été précédée d'un peu de fièvre ; leur frère venait
» d'avoir une éruption scarlatineuse bien marquée, et
» la scarlatine, qui régnait dans le bourg, avait fait d'as-
» sez nombreuses victimes, surtout parmi les femmes nou-
» vellement accouchées. »

C'est à la même époque que MM. Trousseau et
Ramon reçurent l'invitation de se transporter à Marcilly
en Gaut et à Millançay, où sévissait, disait-on, la *maladie de Chaumont*, la diphthérite, désignée ainsi pour

avoir fait d'affreux ravages à Chaumont-sur-Tharonne
(Loir-et-Cher). « Nous nous rendîmes sur-le champ à
» Millançay et à Marcilly, et à notre grand étonnement
» nous vîmes qu'il n'y avait pas un seul habitant de ces
» communes atteint de la diphthérite pharyngienne ; mais
» la scarlatine faisait de nombreuses victimes, et comme
» le mal de gorge était un symptôme constant de cet
» exanthème, et que dans quelques maisons on voyait
» des *malades affectés seulement d'angine, au milieu de*
» *leur famille atteinte de la scarlatine*, on attribuait la
» mort au même mal de gorge qui venait de cesser à
» Chaumont. » La spontanéité de la guérison dans la
plupart des cas, l'autopsie des sujets morts, démontrèrent
qu'il s'agissait là d'une affection scarlatineuse.

Dans la relation d'une épidémie de scarlatine avec
angine couenneuse pharyngienne et laryngo-trachéale,
observée dans le département de Saône-et-Loire
en 1832, M. le docteur Guillemant fait bien ressortir
que l'éruption vers la peau n'était qu'un phénomène
secondaire, qui souvent même *manquait complétement*,
sans que pour cela on méconnût le caractère de l'affection épidémique (thèse de Paris, 1833, n° 192).

« Existe-t-il, en effet, des exanthèmes sans exanthème,
ou, pour mieux dire, la fièvre exanthématique peut-elle
exister sans exanthème ? Je n'hésite pas non plus à ré-
pondre par l'affirmative, » dit M. Berton.

« Un nouveau cas de ce genre s'est tout récemment
présenté dans ma pratique particulière.

» M. le docteur Bertrand a dernièrement aussi, à peu
près vers la même époque, observé dans un pensionnat
deux cas d'angine scarlatineuse sans exanthème cutané,
selon lui bien avérés, de la réalité desquels il doute d'au-

tant moins, du reste, qu'il existait dans le même établissement, chez d'autres élèves, des scarlatines très complètes (1). »

Dans une épidémie fort grave, observée à Bridlington par le docteur Humphry Sandwith en 1831 (2), la maladie affectait parfois les bronches ; il survenait une oppression qui devenait promptement mortelle. Dans ces cas, *l'éruption ne se faisait pas*, ou prenait une teinte pâle ou cuivreuse, ou disparaissait ; la peau était froide et la prostration était extrême.

M. le docteur Graves (3) rapporte l'observation d'une dame, chez laquelle il ne put découvrir la moindre trace d'éruption, bien qu'elle offrît tous les autres caractères de la scarlatine, que la desquamation se fût opérée et que la maladie eût paru avoir été communiquée à plusieurs personnes de la famille.

M. le docteur Carrière, agrégé près la Faculté de Strasbourg, rend compte d'une épidémie de fièvre scarlatine qui a régné à Saint-Dié (Vosges), dans l'hiver 1842-1843, épidémie remarquable par les anomalies qu'elle a présentées et pour la manière dont les observations ont été recueillies par l'auteur. L'angine était le symptôme prédominant, l'auteur ne l'a pas vue manquer dans un seul cas ; tandis que l'éruption cutanée ne s'est *montrée qu'exceptionnellement chez les adultes*, et a manqué souvent chez les enfants eux-mêmes.

Sur 34 cas bien observés, l'exanthème n'a été vu

(1) A. Berton, *Gazette des hôpitaux*, 1842, p. 706.

(2) *Journal médico-chirurgical d'Édimbourg*, octobre 1833. (*Analyse in Journal des connaiss. méd. chir.*, t. I, p. 214.)

(3) *London medical Gazette*, 1837. (*Analyse in Gaz. méd. chirur.*, Paris, 1837, p. 326.)

que 23 fois seulement, et encore dans plusieurs a-t-il été extrêmement fugace.

La maladie a été bénigne.

L'œdème scarlatineux avec urines albumineuses a été observé chez une jeune femme qui n'avait pas offert la moindre trace d'éruption, et dont toute l'affection s'était bornée aux symptômes généraux et à l'angine gutturale (1).

M. le docteur Bouché (de Vitray) rapporte les faits suivants (2) :

Le premier de ces faits est l'histoire d'un enfant de onze ans qui présenta, dans leur ordre successif, tous les symptômes d'une scarlatine très grave, mais sans trace d'éruption. La maladie se termina dans le temps nécessaire au cours de la scarlatine, et l'auteur, pensant que c'était un cas de scarlatine interne (sans éruption), avait recommandé pour les frères et la sœur du petit malade l'isolement comme moyen prophylactique.

Cinq à six jours après, il fut appelé auprès d'une tante de cet enfant, qui lui avait donné des soins pendant sa maladie. Après vingt-quatre heures de fièvre, éruption uniformément répandue. Guérison.

Un frère du petit malade est pris des symptômes ordinaires de la scarlatine, mais pas d'éruption.

La domestique (seize ans) qui donnait des soins à ce dernier eut elle-même à subir toutes les périodes d'une scarlatine caractérisée par l'éruption ordinaire.

L'ordre dans lequel se sont développés ces différents cas avec et sans éruption, et leur mode de transmission

---

(1) *Gazette médicale de Strasbourg*, 1843, et *Gazette médicale de Paris*, 1843, p. 695.

(2) *Bulletin médical de Bordeaux*, et *Gazette médicale*, 1836, p. 87.

mutuelle, ne doivent pas laisser de doute sur la conclusion qu'en tire l'auteur : savoir leur identité complète.

M. Legroux (1), professeur agrégé à la Faculté de
médecine de Paris, médecin de l'hôpital Beaujon, rend
compte d'une épidémie de scarlatine, observée par lui,
dans la rue Richelieu, chez son fils d'abord, chez le
fils du docteur Debout, puis chez d'autres enfants fréquentant tous un externat de la rue Fontaine-Molière.
La maladie se propage dans les familles, et M. Legroux
observe les diverses formes de cette affection. L'éruption chez une dame chlorotique est à peine sensible ;
il en est de même chez un enfant de quatre jours, dont
la mère fut prise le second jour après l'accouchement.
Chez le père il y a eu angine sans fièvre ni rougeur à la
peau, au moment où la scarlatine finissait chez la mère.

Dans une autre maison, le garçon, élève du pensionnat, est le premier frappé (scarlatine ordinaire); la
sœur présente ensuite une scarlatine angineuse fort
grave, avec éruption foncée, et meurt. Pendant le cours
de cette affection, la mère de l'enfant et une demoiselle
de vingt-quatre ans contractent des angines avec plaques
pseudo-membraneuses, avec fièvre, mais sans éruption,
et dont la durée a été de quatre à six jours. Trois jours
après la mort de l'enfant, la grand'mère et le père, qui
l'avaient soignée nuit et jour, présentèrent des angines
gutturales, légèrement fébriles, caractérisées par une
rougeur vive, sans beaucoup de gonflement. La grand'
mère accusait une vive démangeaison et des picotements à la peau, qui n'a pas offert d'éruption appréciable.

(1) *Union médicale*, 1850, 4 mai.

Dans une autre famille, le garçon présente une scarlatine intense et compliquée ; la même affection se présente chez la sœur, mais très bénigne. Chez la grand'-
mère, angine très intense, avec pyrexie très aiguë et
éruption à peine sensible.

« On ne peut considérer (ajoute M. Legroux) que
» comme des cas de scarlatine non éruptive les cas
» d'angines couenneuses ou érythémateuses qui se sont
» montrées chez plusieurs des personnes qui ont donné
» des soins aux enfants affectés de scarlatine. Il semble
» même que la maladie se soit montrée partielle dans
» un cas, pour indiquer la transition entre l'éruption
» générale et l'angine sans éruption. »

Dans un mémoire sur une épidémie d'angine scarlatineuse, observée dans le canton du Lion-d'Angers
(Maine-et-Loire), en 1841 (1), M. Guérétin note
qu'au début de l'épidémie l'éruption cutanée était
fugace et mal caractérisée ; que dans les cas légers quelquefois, mais *c'était l'exception*, survenaient à la peau
des rougeurs scarlatineuses ou miliaires ordinairement
fugaces. *L'angine servait plus souvent seule à caracté-
riser l'affection* (p. 285). Dans la forme moyenne de
l'affection, l'éruption à la peau a manqué encore dans la
moitié des cas à peu près (p. 288). Dans la forme
maligne, éruption cutanée à peu près constante (p. 292).
D'ailleurs nul doute sur la nature de l'affection, très
certainement scarlatineuse, d'abord par les caractères
des pseudo-membranes, par l'éruption en certains
cas, et surtout par le résultat quant à la mortalité
(99 malades, 8 morts).

(1) *Archives*, 3ᵉ série, t. XIV, p. 280.

Dans l'épidémie qui a régné à Berlin, et dont M. le docteur Helft a rendu compte (1), dans quelques cas où tous les prodromes et la présence de la maladie chez d'autres membres de la famille devaient faire soupçonner son existence, l'exanthème cutané a manqué, et il n'est pas survenu de desquamation.

M. le docteur J. Mœller (2) rend compte d'une épidémie de scarlatine qui a régné à Kœnigsberg depuis octobre 1844 jusqu'en janvier 1845. L'exanthème, souvent peu développé, *manquait même quelquefois*, surtout au début de l'épidémie, qui fut remarquable par sa gravité.

Dans une épidémie de scarlatine observée à Loudun (Vienne), de mars à septembre 1841, M. le docteur J.-T. Mondière (3) fait voir que la complication la plus grave a été l'inflammation pseudo-membraneuse de la gorge, complication tellement fréquente, qu'*on pourrait donner* à cette *épidémie* le nom d'*angineuse*. Une fois M. Mondière a observé une angine très intense, avec éruption seulement aux deux pieds et aux deux mains. « Dans d'autres cas (ajoute M. Mondière), j'ai vu toute » trace d'éruption manquer, sans que pour cela il me » fût possible de méconnaître le caractère de l'affection » épidémique : c'est cette variété que quelques auteurs » ont nommée *scarlatina sine scarlatina*. Et comme si » ce n'eût pas été assez de l'ensemble de tous les autres » symptômes pour bien faire diagnostiquer la maladie, » j'ai vu quelques-uns de ces cas être suivis d'anasarque,

---

(1) *Gazette médicale*, 1850, p. 643.

(2) *Archiv für physiologie und heilkunde*, 1847, 1er semestre, et *Analyse in Gazette médic.*, 1848, p. 955.

(3) *Revue médicale*, 1842, t. I, p. 191.

» comme chez les malades qui avaient eu une éruption
» abondante. Ainsi, et je me bornerai à citer ce seul
» fait, la femme Jardin-Perrot, demeurant au faubourg
» Saint-Lazare, dont je venais de traiter le fils atteint
» de l'épidémie, fut bientôt après prise de vomissements,
» de fièvre intense, d'angine violente. Malgré mes vives
» recommandations, cette femme voulut continuer de
» vaquer à ses occupations, et vers le huitième jour, au
» moment où le mal de gorge commençait à diminuer,
» elle fut prise de gonflement œdémateux aux paupières,
» à la face, et bientôt l'anasarque devint générale...
» Chez cette femme il y eut aussi desquamation de
» l'épiderme, ce qui vient infirmer ce qu'ont dit quelques
» auteurs, que quand l'éruption manquait, la desqua-
» mation n'avait point lieu. »

Dans le compte rendu de l'épidémie de Loches,
1834-1835, M. Camille Renaud dit : « J'ai souvent
» eu à observer des scarlatines sans exanthème. » Il
rapporte l'observation suivante : « Deux enfants, atteints
» de scarlatine à peu de jours l'un de l'autre, étaient,
» dans la même maison, l'un à la troisième période,
» l'autre à la deuxième de la maladie, lorsqu'un troi-
» sième enfant, qui était resté constamment avec les
» deux autres, fut pris de symptômes précurseurs de
» l'épidémie. Son frère aîné était convalescent depuis
» quelques jours, pendant lesquels il avait joué avec lui.
» Un matin, en s'éveillant, il se plaint à sa mère de
» céphalalgie et d'un grand mal de gorge ; il resta au
» lit et eut dans la matinée deux vomituritions. La mère,
» qui voyait dans ces symptômes une analogie parfaite
» avec la maladie de ses deux autres enfants, pensa que
» ce devait être la scarlatine. A ma visite, dans le cou-

» rant de la journée, je trouvai au petit malade un
» pouls plein, très accéléré, une soif vive et un assou-
» pissement insupportable. La gorge était rouge, très
» enflammée, le cou douloureux au toucher. Je confir-
» mai le diagnostic de la mère, quoiqu'il me fût impos-
» sible de voir de la rougeur à la peau. Je l'annonçai
» pour le lendemain, et prescrivis le traitement que
» j'avais ordonné aux deux autres (diète, limonade,
» cataplasme sur le cou). A ma visite du lendemain, je
» trouvai mon petit malade dans le même état ; la fièvre
» avait augmenté ; la peau était devenue sèche et brû-
» lante, avait conservé sa couleur normale ; l'enfant
» avait toujours été tenu très chaudement.

» Le troisième jour il était moins assoupi, le pouls
» moins fréquent ; il se plaignait toujours de son mal de
» gorge, la langue restait toujours blanchâtre. Il me fut
» encore impossible, malgré la plus scrupuleuse atten-
» tion, de trouver *aucune trace de rougeur à la peau.* »

Il en fut de même du quatrième au huitième jour : la
peau restait toujours dans l'état normal. Le malade guérit.

M. le docteur Renaud ajoute : « Cette observation,
» que je pourrais accompagner de beaucoup d'autres,
» nous prouve d'une manière indubitable que la scar-
» latine peut exister sans sa seconde période (celle
» d'éruption). Déjà plusieurs observateurs avaient signalé
» cette absence d'exanthème dans la scarlatine (Anos-
» kow, *Observations pratiques de scarlatine épidé-
» mique,* etc.) (1). »

Pendant son internat à l'hôpital des Enfants-Malades,
M. Taupin a eu l'occasion d'observer une épidémie de

_____

(1) *Gazette médicale,* 1835, p. 758.

scarlatine : deux cas de scarlatine sans éruption se sont montrés. En janvier 1853, la scarlatine se montre dans la famille Bissereau, composée du père, de la mère et de six enfants : deux filles, huit et quinze ans ; quatre garçons, dix, treize, quatorze ans, et le plus jeune six mois seulement ; ce dernier, envoyé fin janvier en campagne, échappa à la maladie.

PAULINE, huit ans, tombe malade le 24 janvier ; apportée à l'hôpital le 26 ; rougeur de la peau et angine intense ; elle succomba le 29.

MARIE, quinze ans, eut une éruption très marquée. Les deux filles furent placées dans le service de M. Baudelocque, qui constata, ainsi que M. Beaugrand, son interne, la scarlatine. Les trois garçons furent placés, salle Saint-Jean, service de M. Bouneau, dont M. Taupin était alors l'interne. Voici les trois observations rapportées par M. Taupin dans sa thèse (1839, n° 266, 1er août) et que nous analysons :

1re *Observation.* — Bissereau Isidore, dix ans, tombe malade le 18 janvier ; frissons, fièvre, douleurs vives à la tête, à la gorge, aux membres et aux reins ; agitation. Ces symptômes vont toujours croissant. On ne lui fait aucun traitement. On l'amène à l'hôpital le 20 janvier. Aucune éruption ne s'est développée ; l'enfant se plaint de courbature générale, de vives douleurs à la tête et à la gorge ; sa face est très rouge ; le pouls est plein, fort et fréquent (120) ; la peau brûlante, sans sécheresse ni coloration anormale ; la langue est très rouge, lisse, hérissée de papilles ; l'haleine très odorante, scarlatineuse ; les piliers du voile du palais, la luette, les deux amygdales, sont très gonflés, d'un rouge-brun, masqués en quelques points par une exsudation pultacée, blanchâtre ; l'état de la poitrine et du ventre ne présente rien d'anormal.

Le 21, il se trouve mieux le matin ; la peau est chaude, sèche, sans éruption ; la langue lisse, d'une teinte framboisée ; les amygdales, la luette, rouges, gonflées.

Du 22 au 24, amélioration progressive. La peau est un peu sèche, mais moins chaude ; la langue reste rouge et lisse ; la coloration et le gonflement des amygdales ont diminué beaucoup.

L'enfant sort en bon état le 25. Sa convalescence n'est entravée par aucun accident ; il n'y a chez lui ni desquamation ni œdème.

2ᵉ *Observation.* — Adolphe, quatorze ans, entre à l'hôpital le 27 janvier ; il est tombé malade le 25 janvier au soir. Il a été pris subitement de fièvre avec frissons, vomissements bilieux, diarrhée, douleurs vives à la tête, à la gorge, lassitude générale. Le 26 et le 27, les symptômes ont persisté en s'aggravant. Aucune éruption n'a encore paru au moment de son admission à l'hôpital. Le pouls est fort et fréquent, la peau chaude et sèche, le pharynx et les amygdales très rouges et tuméfiés.

Le 28 janvier, la peau est brûlante et colorée partout d'un rouge écarlate ; la langue est rouge, lisse, sèche ; l'haleine fort odorante ; les amygdales, la luette, violacées, très gonflées. L'éruption a complétement disparu le 2 février. Le desquamation commence le 9.

3ᵉ *Observation.* — Hippolyte, treize ans, est pris, le 30 janvier au matin, de douleurs de tête, courbature, malaise général, dysphagie, vomissements bilieux ; il s'agite toute la nuit. Ces symptômes persistent le 31, et on le conduit à l'hôpital dans la journée. Aucune érup-

tion ne s'est manifestée. Le 1er février, l'enfant se plaint
de mal à la tête et à la gorge ; sa face est très colorée,
le pouls est plein, fréquent (120 puls.) ; la peau, très
chaude, est le siége d'une vive démangeaison ; la langue
est rouge, lisse ; les amygdales sont tuméfiées, violacées,
recouvertes d'un enduit épais blanchâtre ; l'état de la
poitrine et du ventre n'offre rien d'anormal. Le 2, la
fièvre a diminué ; pouls, 108 ; l'enfant ne souffre qu'à
la gorge ; la langue est rouge, lisse ; les amygdales toujours tuméfiées, surtout la gauche ; la chaleur, la démangeaison à la peau, persistent.

Du 2 au 6, aucun accident ne survient ; la dysphagie,
la douleur de gorge, diminuent ; les amygdales restent
un peu volumineuses ; la démangeaison n'existe plus.
L'enfant sort le 6 février ; il n'éprouve chez lui ni desquamation, ni œdème.

« Il n'est point douteux que, si les deux enfants qui
» font le sujet des observations première et troisième
» avaient été traités isolément et en l'absence de leurs
» frères et sœurs, si on n'avait pas eu connaissance de
» l'épidémie de scarlatine qui régnait alors dans leur fa-
» mille, on n'aurait pu soupçonner la nature scarlati-
» neuse de leur maladie, et on aurait vu là une angine
» intense, mais simple. Mais, au milieu d'un foyer de
» contagion, ils éprouvent des prodromes en tout sem-
» blables aux symptômes éprouvés par ceux qui présen-
» tent l'éruption. Tout, chez eux, annonce une scarlatine ;
» on s'attend à voir paraître l'éruption, et elle manque.
» N'en ont-ils pas moins eu la scarlatine ?

» Mon ami M. le docteur Scellier a eu l'obligeance
» de me communiquer un fait semblable, qu'il vient
» d'observer pendant le mois de juin dernier, dans une

» famille à laquelle il donne des soins depuis fort long-
» temps.

» La famille se compose du père, de la mère et des
» deux enfants. M. Scellier a reçu ces derniers au mo-
» ment de leur naissance, les a soignés dans toutes leurs
» maladies. Ils ont été vaccinés, ont eu tous deux la rou-
» geole, et n'ont jamais été atteints d'autres maladies
» éruptives.

» Le 16 juin 1839, M. Scellier fut appelé pour soi-
» gner l'aîné de ces enfants, âgé de huit ans. Il était
» tombé malade la veille sans cause connue. Il avait été
» pris de céphalalgie, courbature, douleur à la gorge,
» vomissements. M. Scellier, lui trouvant une fièvre vive,
» la langue rouge, scarlatineuse, les amygdales gonflées,
» violacées, crut pouvoir annoncer une éruption de scar-
» latine. Le lendemain, la fièvre, la rougeur de la lan-
» gue, le gonflement et la teinte violette de la gorge
» augmentèrent ; aucune éruption n'eut lieu. Une ap-
» plication de six sangsues fut faite au cou. Le quatrième
» jour, la fièvre diminua ; le gonflement des amygdales,
» la rougeur de la langue, persistaient. Les jours sui-
» vants, la fièvre et le gonflement de la gorge disparu-
» rent peu à peu ; la langue seule conserva longtemps sa
» teinte scarlatineuse. L'enfant ne présenta jamais
» d'éruption, de démangeaison à la peau, de desqua-
» mation, ni d'anasarque.

» Le 20 juin, le jeune frère âgé de cinq ans fut pris
» des mêmes symptômes : fièvre, douleurs à la tête et à
» la gorge, courbature, vomissements, rougeur de la
» langue, tuméfaction des amygdales. Le 23, une érup-
» tion de scarlatine très marquée se développa, augmenta
» le 24, et commença à pâlir le 25. La desquamation

3

» s'établit et, dans les premiers jours de juillet, l'enfant
» fut pris d'une anasarque générale.

» M. Scellier, qui voit chaque jour un grand nombre
» de malades et qui, depuis dix-huit ans, suit assidû-
» ment les visites de l'hôpital des Enfants-Malades,
» n'hésite pas à voir une scarlatine sans éruption dans
» le premier de ces deux cas. Je partage entièrement
» son opinion. »

Dans une épidémie de scarlatine, le docteur
Krauss (1), médecin cantonal à Tubingue, a observé
la forme non exanthémateuse comme 1 est à 3. Cette
forme était fréquente chez les adultes et les tout petits
enfants. La maladie se traduisait *souvent par les seuls
symptômes cérébraux*. Ce qui doit laisser quelque
doute, bien que nous pensions que cette forme est plus
fréquente qu'on ne le pense. Nous allons en citer des
exemples.

M. Noirot, dans un travail très remarquable (2),
justement apprécié par MM. Rilliet et Barthez, admet
la scarlatine sans éruption, et cite les principaux médecins qui admettent cette variété, et appelle particulièrement l'attention sur les accidents cérébraux, si
fréquents dans cette affection et qui parfois sont les symptômes les plus marqués, comme nous allons le voir.

« Les accidents cérébraux se sont montrés avec une
» grande fréquence dans l'épidémie de Greifswald,
» 1826 (3). On les combattait avec d'autant plus de
» succès qu'ils survenaient plus tardivement ; chez un

---

(1) Analyse dans l'*Union médicale*, 1855, p. 144.
(2) *Histoire de la scarlatine*, Paris, 1847.
(3) Seifert, *Nos. ther. Bemerkungen*, 1827, p. 41 ; Noirot, *Hist. de
la scarlatine*, p. 190.

» assez grand nombre de malades, ils n'étaient accom-
» pagnés ni d'angine, ni d'exanthème, quoiqu'il fût
» facile de reconnaître qu'ils étaient sous la dépendance
» de l'infection scarlatineuse. »

Armstrong, qui écrivait en 1818 sur la fièvre scarlatine, a fait les remarques suivantes : « Avant de ter-
» miner l'histoire de la fièvre scarlatine, il est une
» circonstance sur laquelle on ne peut assez fixer l'at-
» tention : lorsque la maladie règne épidémiquement,
» les enfants et quelquefois les adultes sont pris de sym-
» ptômes fort graves sans qu'il y ait la moindre appa-
» rence d'éruption. Des convulsions ou des symptômes
» d'apoplexie se produisent et donnent lieu souvent à
» l'insensibilité et à la mort en peu d'heures. »

Après avoir cité le passage d'Armstrong, le docteur
Maclintock ajoute : « Les docteurs Graves et Henry
» Kennedy ont observé des convulsions, mais c'est après
» que l'éruption scarlatineuse s'est faite. Je pense donc
» que les observations qui vont suivre ne seront pas
» dénuées d'intérêt.

» *Observation 1re*. — Le jeune enfant de M. O... fut
» pris le matin, dans le mois de janvier, d'une douleur
» d'estomac qui persista jour et nuit ; malgré le traite-
» ment, le petit malade vomissait tout ce qu'il ingérait.
» La famille, prenant le mal existant pour un dérange-
» ment gastrique, n'avait point de crainte ; quant à moi,
» j'employais tous les moyens pour apaiser l'irritabi-
» lité de l'organe. Le jour suivant cependant, l'enfant
» fut pris d'un accès convulsif, après lequel vint un
» coma profond, interrompu de temps en temps par
» des spasmes. Le malade ne tarda pas à succom-

» ber, malgré le traitement actif mis en usage.

» *Observation* 2ᵉ. — Le matin même de l'enterrement
» de cet enfant, le frère de celui-ci, âgé de trois ans,
» fut pris de nausées et de vomissements pour lesquels
» on lui administra de la magnésie. Mais vers le soir,
» l'irritabilité de l'estomac continuant, on lui administra
» des poudres de calomel qui déterminèrent les effets
» voulus pendant la nuit. Le sommeil de l'enfant était
» interrompu, il rêvassait parfois ; mais aucun symptôme
» n'existait indiquant que la tête fût prise. Le matin sui-
» vant, l'enfant n'éprouvait plus aucun phénomène
» morbide ; mais avant mon arrivée chez moi, des con-
» vulsions violentes s'étaient emparées de l'enfant, et
» lorsque je fus rendu auprès de lui, quinze minutes
» après cet accès, il était dans un état d'insensibilité
» complète, avec respiration stertoreuse, strabisme, di-
» latation de la pupille, déviation de la bouche et con-
» traction spasmodique de la partie droite de la face
» et du bras droit.

» L'enfant succomba une heure après mon arrivée,
» et lorsque j'en fis l'autopsie, il y avait forte congestion
» veineuse du cerveau et des méninges. Mais, il n'y
» avait pas d'épanchement séreux dans les ventricules
» ou l'arachnoïde. Comme on voit, cet enfant présenta
» la même série de symptômes que celui de l'observa-
» tion première.

» *Observation* 3ᵉ. — L'aîné et seul survivant des
» enfants, un garçon de quatre ans et demi, fut immé-
» diatement transféré dans un autre lieu. L'investiga-
» tion la plus scrupuleuse ne m'avait fait découvrir chez
» lui aucun phénomène morbide.

» La même nuit cependant, dix heures après son chan-
» gement de lieu, il fût pris de symptômes en tout iden-
» tiques avec ceux qui s'étaient présentés chez ses frères.
» Comme je ne pouvais être consulté assez à temps, on
» fit venir d'urgence le docteur Power, qui vit l'enfant
» peu de temps après l'apparition de ce symptôme.
» Quel traitement particulier fut mis en usage, voilà
» ce que j'ignore ; il suffira de dire qu'une éruption
» scarlatine bien caractérisée se montra, qui parcourut
» ses périodes de la manière la plus heureuse.

» Si la scarlatine est la source et l'origine du mal qui
» avait emporté les deux autres enfants, il est certain que
» la contagion venait de la même source et avait frappé
» les trois enfants en même temps.

» Le docteur Ch. West rapporte dans ses mémoires
» un cas assez remarquable de ce genre, que je suis heu-
» reux de pouvoir mentionner. Cet auteur dit : « La
» congestion cérébrale active n'est pas rare avant l'érup-
» tion dans les fièvres exanthématiques ; des symptômes
» de convulsions et d'apoplexies se déclarent soudaine-
» ment chez un enfant parfaitement bien portant en
» apparence et l'entraînent à la tombe en moins de
» vingt-quatre heures. A l'autopsie, tous les organes
» sont parfaitement sains, à l'exception du cerveau qui
» est fortement congestionné. »

» *Observation* 4°.— Le cas suivant se présenta chez
» un membre de ma famille : Un enfant, âgé de un à deux
» ans, fut pris, après une très courte indisposition, de
» convulsions si violentes, qu'il succomba peu d'instants
» après. Rien ne fut découvert par l'autopsie ; mais peu
» de temps après le mystère fut levé, car la fièvre scar-

» latine, avec éruption très bien caractérisée, se mani-
» festa chez les autres enfants (1). »

Dans un très remarquable travail, Dance (2) a appelé l'attention sur les altérations internes dans les affections éruptives. Ce n'est point en effet la rougeur
cutanée, quelque interne qu'elle soit, qui, dans la scarlatine, devient la cause matérielle principale de la mort...
Le plus souvent des désordres intérieurs compromettent
l'existence d'une manière bien autrement grave. » Plusieurs observations viennent prouver que la scarlatine
est *parfois* rapidement mortelle. A la suite, Dance rapporte une observation (la neuvième, p. 344) qu'il regarde
comme une *scarlatine sans exanthème*, le malade ayant
présenté les symptômes généraux des fièvres éruptives,
l'angine intense, etc. « Nous sommes fondé à considérer
» ce cas comme une fièvre scarlatine sans éruption scar-
» latineuse, de même qu'il existe, d'après de bons ob-
» servateurs, des fièvres varioleuses sans variole. Nous
» nous appuyons sur les trois considérations suivantes :
» 1° à l'époque où ce fait a été recueilli (1825) il
» régnait beaucoup de scarlatines ; la maladie s'est mon-
» trée épidémiquement, et nos autres observations en
» font foi ; 2° une simple angine tonsillaire n'a pas cette
» acuïté persévérante, et n'est pas ordinairement suivie
» de résultats aussi funestes que ceux dont il est fait
» mention dans le même fait ; 3° enfin, à part l'éruption
» scarlatineuse, les autres symptômes et les désordres
» cadavériques s'accordent avec ceux dont il a été

---

(1) *Dublin medical Presse, Presse médicale belge*, et *Revue médico-
chirurgicale*, 1853, t. II, p. 37.

(2) *Archives de médecine*, 1ʳᵉ série, t. XXIII.

» question dans les cas de scarlatine complète. »

Dance revient encore, p. 393, sur l'épidémie : « C'est
» à la même époque que la scarlatine régna d'une ma-
» nière épidémique ; les jeunes gens, et surtout les femmes
» en couches, en furent les principales victimes (1). »

Et c'est une des raisons invoquées par Dance pour
admettre que sa neuvième observation est bien un cas
de scarlatine sans exanthème.

On ne comprend donc pas que M. le docteur Taupin,
dans sa thèse (p. 11), hésite à admettre ce fait, parce
que, dit-il, « il n'est pas fait mention d'épidémie régnant
» à cette époque. » Le travail de M. Taupin a été re-
produit dans le *Journal des connaissances médico-chirurgicales* (7ᵉ année) et a donné lieu à l'article suivant
de M. Romain Girardin (2) ; mais on y voit que ce médecin, n'ayant pas relu le travail de Dance, ne s'est pas
aperçu de l'erreur commise par M. Taupin :

« M. le docteur Taupin, dans un *Essai sur la scarlatine sans exanthème*, cherche à prouver qu'il existe un
ensemble de symptômes qui doit revêtir le nom de scarlatine, bien que l'on constate l'absence de l'éruption cutanée, et il appuie son opinion sur les témoignages les
plus authentiques et les plus décisifs. Si mon autorité
pouvait être de quelque poids pour dissiper les doutes
des médecins qui rejettent les affections scarlatineuses
sans éruption, je pourrais rapporter l'histoire de trois
épidémies de scarlatine où les cas de symptômes scarlatineux sans éruption ont été assez fréquents. Mais je

---

(1) On doit à Senn (de Genève) une bonne relation de cette épidémie : *Essai sur la scarlatine puerpérale* (thèse, 1825).

(2) *Journal des connaissances médico-chirurgicales*, du mois d'octobre 1839.

crois que cette vérité est surabondamment prouvée aujourd'hui, tant par le nouvel essai de M. le docteur
Taupin que par les faits pratiques des médecins, qui ont
observé des épidémies de scarlatine. Je ne veux aujour-
d'hui relever que deux assertions qui sont consignées
dans le mémoire de M. Taupin. La première est celle
qui tendrait à prouver que le médecin ne peut porter
un diagnostic certain sur l'angine scarlatineuse, s'il n'est
pas préalablement averti qu'il existe une épidémie de
scarlatine. Après avoir mentionné les faits consignés par
MM. Guersant, Trousseau et Bretonneau, et observés
dans le cours d'épidémies scarlatineuses, M. le docteur
Taupin révoque en doute le fait observé par Dance,
parce qu'il n'est pas fait mention d'épidémie régnante
à cette époque, et que dès lors le diagnostic doit rester
incertain.

» La seconde assertion est celle qui termine la relation
de l'épidémie scarlatineuse qui a attaqué la famille Bissereau. M. le docteur Taupin dit : « Il n'est point douteux que si les deux enfants qui font le sujet des observations première et troisième avaient été traités isolément
et en l'absence de leurs frère et sœur, si l'on n'avait pas
eu connaissance de l'épidémie de scarlatine qui régnait
alors dans leur famille, on n'aurait pu soupçonner la
nature scarlatineuse de leur maladie, et on aurait vu là
une angine intense mais simple. »

» Mais M. le docteur Taupin ne fait-il pas malgré lui
justice de ces deux assertions, en rapportant une observation puisée dans la pratique de M. le docteur Scellier ?
En effet, c'est d'après un ensemble de symptômes observés sur un enfant de huit ans, et sans être prévenu
par aucune circonstance d'infection contagieuse, que

M. le docteur Scellier annonce une éruption scarlatineuse. Cependant l'éruption fait défaut, et M. le docteur
Taupin partage entièrement l'opinion de M. Scellier.

» Mais est-il donc si difficile de diagnostiquer l'angine
scarlatineuse *sine exanthemate*, que l'on doive faire in-
tervenir le doute tant que le malade ne se trouve pas
dans un foyer contagieux? ou bien est-il indispensable
que des cas de scarlatine précèdent ou suivent l'observation d'une angine de nature scarlatineuse, pour justifier
seulement alors le médecin dans l'énoncé de son diagnostic? Entre autres observations, je choisirai la suivante : Il y a trois ans, au mois de septembre, le fils de
M. G.., huissier à la Chambre des députés, enfant uni-
que, âgé de six ans, n'allant pas à l'école, et n'ayant eu
aucun rapport avec des enfants malades ou convalescents,
fut pris d'une fièvre violente, avec vomissements et mal
de gorge intense. La langue et les gencives étaient d'un
rouge-acajou, revêtues d'un enduit muqueux, injection
rouge du grand angle de l'œil, chaleur vive à la peau,
haleine sui generis : je pronostiquai une scarlatine dont
l'éruption était imminente. Bien que tous les symptômes
de la veille se fussent maintenus, cependant l'éruption
ne parut pas les jours suivants. Le père de l'enfant me
rappelait mon diagnostic, lorsque la grand'mère, âgée
de cinquante ans et qui passait les nuits auprès de l'enfant, fut prise cinq jours après lui de la scarlatine la
plus abondante, suivie d'une desquamation à lambeaux ;
trois jours après que la grand'mère était alitée, madame
G..., mère de l'enfant, fut atteinte de scarlatine compliquée d'accidents cérébraux très inquiétants. Les trois
malades passèrent leur convalescence en commun. La
desquamation fut abondante chez la mère et la grand'-

mère, cependant l'enfant n'eut aucune éruption consécutive à son angine.

» Si je n'avais pas eu l'exemple de la grand'mère et de la mère de l'enfant G.... pour vérifier la sûreté de mon diagnostic, M. le docteur Taupin serait-il en droit d'attaquer mon diagnostic et de reléguer mon observation avec celle de Dance, parce qu'il n'est pas fait mention d'épidémie régnant à cette époque, et que dès lors le diagnostic doit rester incertain? »

La péricardite s'observe assez fréquemment dans le cours de la scarlatine (Krukenberg, Hinterberger, Alison, Wardrop, etc.); mais existe-t-il dans la science des cas de péricardite scarlatineuse sans exanthème? je n'en ai pas trouvé dans les divers recueils que j'ai consultés pour la rédaction de ce mémoire.

Il n'en est pas de même de l'albuminurie; cette complication, très fréquente dans certaines épidémies, peut exister dans les cas de scarlatine sans exanthème. D'après le docteur Snow (1), le poison morbide porte son action tout aussi bien sur les reins que sur la peau, les amygdales ou les muqueuses, et par conséquent l'albuminurie peut se montrer dès le début, remarque déjà faite (Hufeland, G. Hamilton); mais James Miller (2) est le premier, je crois, qui ait appelé l'attention sur la *scarlatine des reins*, sans éruption vers la peau.

Dans l'épidémie observée par J. Muller, dans l'été de 1849, sur 259 cas la scarlatine fut suivie dans 59 cas d'albuminurie (soit plus du tiers). Dans 10 cas, l'albuminurie se montra sans être précédée par aucun

(1) *The Lancet*, février 1849.
(2) *Observations on scarlatinal albuminuria*, etc., by J. Miller, M. D. physician to the Western general dispensary (*The Lancet*, 1849).

des *symptômes extérieurs* de la maladie. Il y avait eu *exposition directe aux miasmes scarlatineux*, puis *fièvre préliminaire, affection des amygdales;* enfin *présence de l'albumine dans les urines.* Le docteur Miller établit, par conséquent, une variété de scarlatine qu'il désigne sous le nom de *scarlatinal renum.*

V.

D'après l'opinion affirmative d'observateurs sévères, d'après les faits soumis au lecteur, il me paraît bien démontré qu'il ne peut exister le moindre doute sur l'existence de la scarlatine sans exanthème.

Les observations rapportées dans cette brochure démontrent que cette variété de scarlatine peut se traduire par des symptômes cérébraux, par une angine pelliculaire caractéristique ou par une affection scarlatineuse des reins (Miller).

Les faits connus et l'extrême analogie qui existe entre les fièvres éruptives font penser que, comme la scarlatine, la rougeole et la variole peuvent exister sans manifestation vers la peau.

En temps d'épidémie, quand une des fièvres éruptives règne dans une contrée, on doit avoir la pensée, lorsque des symptômes cérébraux se montrent, que les symptômes observés sont peut-être sous la dépendance du poison épidémique, et par conséquent tâcher, par les moyens connus, de favoriser l'éruption. Alors même qu'il n'existe pas d'épidémie, l'intensité des symptômes généraux peut faire penser qu'une infection spéciale est la cause des symptômes cérébraux.

Lorsque l'éruption scarlatineuse se traduit par une angine pelliculaire, l'intensité des symptômes généraux et les caractères distinctifs de l'exsudation, si bien établis par MM. Bretonneau et Trousseau, permettront de la différencier de l'angine dipphtéritique. Je reproduis ici le tableau donné par Valleix (1) :

ANGINE PULTACÉE SCARLATINEUSE.	ANGINE COUENNEUSE.
Se montre *dans le cours d'une épidémie de scarlatine.*	Se montre *en dehors des épidémies de scarlatine.*
Invasion *violente.*	Invasion insidieuse.
Amygdales plutôt *enduites par l'exsudation* que couvertes de pseudo-membranes.	Amygdales couvertes de pseudo-membranes évidentes.
L'exsudation se produit sur des parties d'un *rouge écarlate.*	La pseudo-membrane diphthéritique se produit sur des parties qui présentent une *rougeur inflammatoire.*
Exsudation *blanche, opaque, caséiforme, se faisant facilement sillonner par un corps un peu dur.*	Pseudo-membrane *grisâtre, tenace, ne recevant pas facilement l'empreinte des corps durs qui la sillonnent.*
Exsudation *envahissant simultanément toute l'étendue de l'arrière-bouche et souvent celle des narines.*	Pseudo-membrane *commençant par des îlots sur les amygdales, et de là se reportant vers le larynx.*
Médiocre tendance à se porter vers les voies respiratoires.	*Tendance extrême* à envahir les voies respiratoires.

(1) Valleix, *Guide du médecin-praticien*, 3e édition, Paris, 1853, t. V, p. 415.

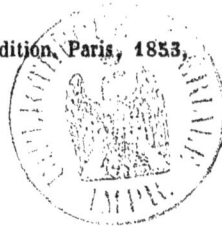

FIN.